AF404543

PÉRIODE PRÉMONITOIRE
De la Typhlite et de la Pérityphlite

CHEZ LES ENFANTS

SON TRAITEMENT A CHATEL-GUYON

LEÇON FAITE PAR LE Dr JULES SIMON, A L'HOPITAL DES ENFANTS

Le 4 Février 1891

PAR

LE Dr ALBERT DESCHAMPS

MÉDECIN-ADJOINT DE L'HOPITAL DE RIOM

MÉDECIN CONSULTANT A CHATEL-GUYON

PARIS

DOIN, ÉDITEUR

8, Place de l'Odeon, 8

1891

PÉRIODE PRÉMONITOIRE

De la Typhlite et de la Pérityphlite

CHEZ LES ENFANTS

SON TRAITEMENT A CHATEL-GUYON

LEÇON FAITE PAR LE Dr JULES SIMON, A L'HOPITAL DES ENFANTS

Le 4 Février 1891

PAR

LE Dr ALBERT DESCHAMPS

MÉDECIN-ADJOINT DE L'HOPITAL DE RIOM

MÉDECIN CONSULTANT A CHATEL-GUYON

PARIS

DOIN, ÉDITEUR

8, Place de l'Odéon, 8

—

1891

PÉRIODE PRÉMONITOIRE
De la Typhlite et de la Pérityphlite

CHEZ LES ENFANTS

SON TRAITEMENT GÉNÉRAL A CHATEL-GUYON

La typhlite et la pérityphlite sont des maladies relativement fréquentes, et dont on découvre parfois avec facilité la cause immédiate. Mais ce que l'on ignore presque toujours, ce sont les phénomènes qui ont précédé l'accident aigu que l'on a sous les yeux. C'est cette période souvent très longue que M. Jules Simon a décrite en une fort intéressante leçon. Elle est, pour les praticiens, fort utile à connaître, sinon la plus utile : car elle donne lieu à des accidents nombreux fort désagréables et dont la guérison est cependant possible.

M. Jules Simon divise cette période en trois degrés :

Dans le *premier degré*, l'enfant ne présente qu'un seul fait : la constipation, — constipation habituelle et qui résiste aux moyens ordinaires. Les selles sont peu abondantes et rares, quotidiennes quelquefois, mais c'est alors du trop-plein qui ne débarrasse pas entièrement l'intestin. Les matières sont toujours dures et parfois entourées de produits glaireux. En même temps, l'enfant éprouve de la gêne dans le flanc droit. Si l'on touche la région cæcale, on la trouve empâtée, tendue, légèrement douloureuse à la pression.

Cet état peut durer des mois ou des années. De temps en temps, il se produit des débâcles abondantes ; parfois de la lienterie alterne avec des périodes de constipation plus marquée. Malgré tout cela, les fonctions digestives sont bonnes.

Cet état peut guérir entièrement, ou s'éterniser sans accidents sérieux, ou enfin aboutir subitement à l'obstruction intestinale ou à la typhlite.

Deuxième degré. — Ce qui distingue cet état du précédent, c'est qu'en plus de l'état local, il existe des accidents généraux qui retentissent sur le système nerveux.

Les matières sont dures ou mal liées, glaireuses quelquefois. L'empâtement cæcal est le même. En outre, il y a de la perte d'appétit (ce qui n'existait pas tout à l'heure), de la répugnance pour la viande; ou bien l'appétit devient bizarre, l'enfant a un goût particulier pour les épices, la salade, les aliments fortement assaisonnés ; de plus, il a des aigreurs, de la flatulence. Combien de temps cela dure-t-il ? On ne le sait.

Puis, des phénomènes réflexes se produisent en différents organes : l'estomac, le foie, le système nerveux. L'enfant se plaint de céphalées tenaces ; il est triste, inquiet ; il ne peut plus travailler, il se lamente, il devient hypochondriaque. Sa sensibilité au froid augmente ; il a des frissons fréquents, les extrémités sont toujours froides ; au physique comme au moral, il change.

Le deuxième degré ne vient jamais d'emblée ; il est toujours précédé du premier. Il peut conduire directement à la typhlite, à l'obstruction intestinale ou à l'appendicite. La marche est très lente, mais tout à coup peuvent se produire des accidents graves. Quelquefois il revient au premier degré.

Troisième degré. — L'enfant maigrit ; il est terne et triste ; il n'aime plus le jeu. Il est retardé dans son développement physique et moral. Les symptômes fonctionnels sont à peu près les mêmes que dans les degrés précédents, mais il se produit, en outre, des désordres anatomiques qui portent sur les tuniques intestinales : la muqueuse devient épaisse et turgescente, couverte de produits glaireux ; la couche musculaire subit aussi une augmentation de volume. (Des lésions ont été constatées à l'autopsie.)

Cet état peut guérir, mais il y a toujours des chances de rechute. Aussi l'enfant doit-il constamment être tenu en suspicion. Il peut conduire comme les précédents à la typhlite, à l'obstruction intestinale et enfin à l'appendicite.

On a beaucoup discuté, ajoute M. J. Simon, sur l'origine des appendicites ; on a dit que l'état inflammatoire débutait par l'appendice et non par le cæcum. Cela est vrai parfois, mais pas toujours ; c'est même l'exception. Ces cas d'appendicite aiguë surviennent presque toujours *subitement* chez des gens *préalablement* malades, et qui avaient eu des accidents prémonitoires, tels que ceux qui viennent d'être décrits. Les fibres musculaires hypertrophiées ne font plus leurs fonctions. Des parcelles de matières fécales peuvent alors pénétrer facilement dans l'appendice et provoquer les accidents que l'on sait. Mais ce n'est pas l'appendicite qui ouvre la scène : il y a toujours eu, auparavant, une période prémonitoire.

Étiologie. — L'hérédité paraît jouer un certain rôle, dit M. J. Simon : les parents ayant eu des accidents intestinaux transmettent cette prédisposition à leurs enfants.

Quand les enfants eux-mêmes ont eu, dans leur première enfance, des entérites ou de la constipation, ils sont plus aptes à contracter cet état.

Les facteurs les plus importants sont, toutefois : le *régime alimentaire* et les *conditions du système nerveux*.

Les aliments grossiers et informes, comme le bouilli trop sec, les haricots, etc., avalés gloutonnement et non mâchés, peuvent, à la longue, s'agglutiner dans un coin du cæcum, faire obstacle au cours des matières et favoriser ainsi le développement d'accidents.

Pour ce qui concerne le système nerveux, il est cer-

tain que les enfants à peau sèche, d'humeur étrange.
nés de parents bizarres, hystériques, fous ou épileptiques,
sont prédisposés. Chez eux, la muqueuse et les fibres
musculaires ne sont pas dans les conditions normales de
sécrétion et de contraction. Les cérébraux, les scléreux
rentrent dans cette même catégorie.

Diagnostic. — Il existe des signes locaux, dans la région
cæcale et quelquefois à l'S iliaque, et des signes réflexes.
Nous les avons déjà décrits suffisamment.

Ce qui rend le diagnostic difficile, c'est que les enfants
ne savent pas dire ce qu'ils ont et que, la plupart du
temps, ils sont amenés vers le médecin pour des faits
n'ayant que des rapports éloignés avec l'état lui-même.

Le diagnostic différentiel doit être fait avec : l'ovarite,
— les abcès, — un calcul dans l'urtère, — la hernie,
le rein mobile, — les ganglions hypertrophiés.

Pronostic. — Cet état — dont on ne s'occupe pas toujours assez — est sérieux, non pas immédiatement, mais
pour ses conséquences plus ou moins éloignées. Il est
nécessaire de surveiller l'enfant très attentivement jusqu'à
sa guérison : pour son régime, dont l'importance est
grande, pour ses jeux comme pour son travail. Les rechutes
sont faciles et fréquentes ; et c'est au moment où l'on se
croit près de toucher à la guérison, que le moindre écart
ramène tous les accidents.

Traitement. — Il est indispensable de donner tous ses soins au régime; il faut le surveiller avant toute chose, et minutieusement; que les repas soient réguliers, — le repas principal à midi; que tous les aliments soient en *purée* : viande, légumes féculents et herbacés. C'est là une indi- cation formelle. Comme boisson, pas de vin : de la bière coupée avec de l'eau de Vals ou de Pougues; pas de café ni de thé.

Comme le plan musculaire est inerte et que la muqueuse s'enflamme facilement, il faut avoir recours à certaines précautions que voici :

Il faut proscrire absolument tous les purgatifs, mais il est nécessaire d'expulser les matières, ce que l'on fera au moyen de corps gras; par exemple, on donnera tous les matins un mélange ainsi composé :

2 cuillerées d'huile d'amandes douces.
1 cuillerée à café d'huile de ricin.

Ou bien : dans un verre à bordeaux d'eau, une cuillerée à bouche de graines de lin ou de graines de psyllium; faire macérer un quart d'heure, ajouter une cuillerée à bouche de sirop de rhubarbe; ou encore, une demi-cuil- lerée à café de ricinol.

Si ces substances ne suffisent pas, il faut donner la belladone et la jusquiame, qui provoquent l'hypersécrétion de la muqueuse avec un peu de contraction des plans musculaires et formuler ainsi : tous les jours, 1, 2, ou 3 des pilules suivantes :

> Extrait de jusquiame... }
> Extrait de belladone.... } ââ un centigr.

En même temps, il faut faire des frictions avec le liniment :

> Huile de camomille................ 40 grammes.
> Teinture de noix vomique.......... 10   —

Ou bien, avant le repas, donner une goutte de noix vomique.

Si cela ne suffit pas, il faut avoir recours à l'électrisation, employer des courants faradiques très doux.

Si l'enfant se dégoûte de ces médicaments, ou même pour achever de faire disparaître la constipation, on peut faire boire de l'eau de Châtel-Guyon à la maison : trois quarts de verre tous les matins.

En outre, tous les matins, on fera des frictions, sèches avec un gant de crin, ou alcooliques avec de l'eau de Cologne.

Mais, malgré tout ce qu'on fait, cet état ne guérit pas : il y a des rechutes fréquentes. L'enfant maigrit toujours; il ne mange plus; il dépérit. Que faire? Il faut, tant bien que mal, gagner la belle saison, et alors l'envoyer à Châtel-Guyon.

Cette station est située en Auvergne, dans un climat sec et sain. Elle s'adresse d'une façon toute particulière à ces états intestinaux et leur convient en tous points. Grâce à elle, on peut obtenir des améliorations durables et des guérisons définitives.

Si toutefois l'enfant est un herpétique avéré et qu'il

possède un système nerveux irritable, il faudra l'envoyer à Royat. Mais tous les autres cas sont tributaires de Châtel-Guyon.

Surtout ne l'envoyez pas aux bains de mer, dit M. Simon; la mer constipe, congestionne le foie et irrite le système nerveux.

Nous sommes heureux de reproduire cette leçon du Médecin de l'Hôpital des Enfants, car elle est une démonstration de ce que nous avons observé nous-même.

Nous avons traité à Châtel-Guyon un certain nombre de petits malades présentant cet état particulier, décrit par M. J. Simon, et dont quelques-uns d'ailleurs étaient soignés par lui : les résultats ont été excellents. Nous reproduisons ci-dessous deux observations fort intéressantes et très nettes :

Observation I

M. X..., neuf ans : mère atteinte de coliques hépatiques fréquentes; père rhumatisant; une sœur obèse.

La maladie a débuté il y a quatre ou cinq ans par des phénomènes gastriques : digestions difficiles et vomissements alimentaires survenant au milieu de la nuit. Peu à peu la constipation s'est établie, et enfin un jour du mois de février 1890, à la suite d'une course à cheval, l'enfant a été pris de douleurs vives dans la fosse iliaque droite, avec empâtement léger et fièvre. On a craint une typhlite, mais les accidents aigus se sont dissipés. Il est resté un état de paresse intestinale que les lavements et les laxatifs ne peuvent vaincre. L'intestin est douloureux non seulement à la pression de la région cæcale, mais encore spontanément. Les matières sont dures, entourées de glaires, avec des alternatives de débâcles; quelquefois les selles sont uniquement composées de glaires. L'état général est mauvais.

Malgré le régime, les laxatifs, les lavements, les révulsifs méthodiquement appliqués sur le ventre, en somme un traitement intelligemment prescrit et suivi, l'état n'est en rien modifié quand l'enfant vient à Châtel-Guyon en juin 1890. — Le traitement consiste en boisson à petites doses et bains acidulés à eau courante. Le premier phénomène constaté est la disparition des douleurs intestinales; peu à peu les garde-robes deviennent régulières, et au bout de vingt-cinq jours, l'enfant part en bon état.

Depuis cette époque, les fonctions s'accomplissent normalement. On prend encore des précautions, tant au point de vue du régime que de l'exercice, mais les laxatifs et les lavements sont inutiles, et l'enfant est considéré comme guéri.

OBSERVATION II

Mlle X..., âgée de huit ans, est constipée depuis quelques années. Elle n'a pas eu d'accidents intestinaux aigus, mais elle a été atteinte à plusieurs reprises de congestions hépatiques. La région cæcale est légèrement douloureuse à la pression. Les matières sont dures, en forme de scybales, mais sans glaires. Tous les laxatifs et tous les lavements sont restés jusqu'ici sans effet. L'état général est défectueux : il y a une pâleur générale des tissus, de l'inaptitude au travail, et un état cérébral voisin de l'hypochondrie.

Le résultat du traitement de Châtel-Guyon a été plus rapide que dans le cas précédent. J'ai dû l'interrompre de temps en temps, car parfois il aurait dépassé le but : vingt jours ont suffi pour ramener l'équilibre dans les fonctions intestinales.

La guérison s'est maintenue.

———

Nous pourrions citer quelques autres exemples analogues. Ils viennent confirmer l'opinion de M. J. Simon sur l'indication du traitement de Châtel-Guyon dans la période prémonitoire de la typhlite.

Le traitement agit de deux façons : en rétablissant la contractilité musculaire de l'intestin; — en tonifiant l'état général.

Ces deux effets sont très marqués chez les enfants dont les réactions sont toujours plus faciles que celles des adultes. Chez eux, — lorsque l'indication est nette, — on peut, presque toujours, sinon toujours, compter sur une guérison.

———

PARIS. — IMPRIMERIE CHAIX, 20, RUE BERGÈRE. — 9202-4-91.

DU MÊME AUTEUR

Le Jardin des Glaciers de Lucerne (*in Bulletin de la Société d'Études scientifiques de Lyon, t. IV, 1878*).

Étude Médico-Légale sur la loi du 30 juin 1838 (Paris, 1883, Léautey).

Diagnostic et Traitement du Cancer de l'estomac (grand in-8°, Doin, 1884).

La Thérapeutique Stomacale en Allemagne (*Bulletin général de Thérapeutique, 30 janvier 1886, et in-8°, Doin*).

L'Estomac aux Eaux d'Allemagne (Notes de Voyage) *in Archives d'Hydrologie*.

Étude clinique sur l'Action Thérapeutique de l'Eau de Châtel-Guyon dans la Constipation (*Bulletin général de Thérapeutique, 15 juin 1887, et in-8°, Doin*).

Note sur l'Atonie intestinale et son traitement par les Eaux de Châtel-Guyon (*Société d'Hydrologie, février 1888, et grand in-8°, Doin*).

Châtel-Guyon : Indications et Contre-Indications (In-16, Doin, 1890).

Les Régimes de Gosse (*in Bulletin général de Thérapeutique, 15 avril 1891*).

Les Origines d'après Lamark, Darwin et Hœckel (Conférence faite à la Mairie du VI° arrondissement, Paris, 1884).

Les Névroses et le Pessimisme. — Les Frontières de la Folie. — Le Caractère et la Maladie (Conférences faites à la Faculté des Lettres de Clermont-Ferrand, 1886-1887-1888, Doin).

Revues de Médecine légale et d'Hygiène (*in Bulletin général de Thérapeutique*).